AF401119

ÉTUDE

SUR LES

MODES PRINCIPAUX D'EXTENSION

DES

KYSTES HYDATIQUES DU FOIE

ET SUR LES

SYMPTOMES PARTICULIERS

A CHACUN DE SES MODES

PAR

François MARTIN

Docteur en médecine de la Faculté de Paris.

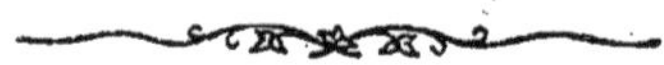

PARIS

A. PARENT, IMPRIMEUR DE LA FACULTÉ DE MÉDECINE

31, RUE MONSIEUR-LE-PRINCE, 31.

1877

ÉTUDE

SUR LES

MODES PRINCIPAUX D'EXTENSION

DES

KYSTES HYDATIQUES DU FOIE

ET SUR LES

SYMPTOMES PARTICULIERS

A CHACUN DE SES MODES

PAR

François MARTIN

Docteur en médecine de la Faculté de Paris.

PARIS

A. PARENT, IMPRIMEUR DE LA FACULTÉ DE MÉDECINE

31, RUE MONSIEUR-LE-PRINCE, 31.

1877

ÉTUDE

SUR

LES MODES PRINCIPAUX D'EXTENSION

DES

KYSTES HYDATIQUES DU FOIE

ET SUR

LES SYMPTOMES PARTICULIERS

A CHACUN DE SES MODES

CHAPITRE I

INTRODUCTION.

DIVISION ET PLAN.

La lecture des observations nombreuses disséminées dans une foule de travaux sur le sujet qui nous occupe, et l'observation des cas relativement fréquents de cette maladie parfaitement connue aujourd'hui dans ses détails, nous ont amené à penser que l'on pouvait dès maintenant

en présenter une description méthodique, un peu différente dans son ensemble de celle qu'ont adoptée jusqu'ici
les auteurs classiques.

Le kyste hydatique n'a qu'une cause, et nous n'y insisterons pas, c'est l'introduction dans l'organisme d'œufs
d'échinocoques dont l'évolution ultérieure se traduit par
le développement d'une collection liquide, vivante en
quelque sorte. Nous ne discuterons pas non plus si c'est
par les veines, comme l'admettent certains auteurs, que
se fait la migration de ces œufs introduits par le tube
digestif et transportés de là dans le foie, ou ailleurs, pour
y être fixés. Peu importe également, au point de vue où
nous sommes placé, que le kyste hydatique, comme le
veut Cazalis (1), ait pour lieu primitif de développement
un canalicule biliaire : sans discuter cette opinion, nous
pouvons admettre, avec tous les auteurs, qu'il prend
naissance, dans l'immense majorité des cas, au sein du
parenchyme de la glande hépatique, tandis qu'il est bien
rare de le voir siéger au début en un point rapproché de
l'une de ses surfaces libres. La plupart des kystes hydatiques du foie sont susceptibles, par conséquent, d'ac-
quérir un développement relativement considérable *in
situ* en refoulant autour d'eux le parenchyme et sans pro-
éminer sous forme de tumeur, ni même communiquer à
l'organe une déformation appréciable, au moins pour le
clinicien et dans les premiers temps.

C'est là la première période de la majorité des kystes
hydatiques, la *période latente*. Il n'entre pas dans le cadre

(1, Th. de Paul. Th. Paris, 1866, p. 35.
  Barrier, Th. Paris, 1840.

que nous nous sommes tracé d'étudier les phénomènes locaux et les accidents de voisinage que peut causer cette évolution intérieure : les observations que l'on en trouve ont été la plupart du temps recueillies par hasard à l'autopsie.

Mais l'évolution naturelle de la tumeur kystique, qui est une tendance incessante à l'accroissement, amène forcément, à un moment donné, une sorte d'ouverture ou de déhiscence du parenchyme hépatique au travers de laquelle se fait jour la paroi kystique distendue. A la vérité, cette paroi n'est jamais directement en rapport avec la capsule fibreuse qui enveloppe de toutes parts le parenchyme hépatique : même dans les cas où le kyste est le plus saillant et s'est mis en rapport, direct en apparence, avec un des points de la paroi abdominale, on trouve toujours, en procédant de dehors en dedans (1) : « une enveloppe fibreuse épaisse ou membrane adventice dont la structure est la même que celle du tissu fibreux à lames parallèles et à cellules aplaties. Cette membrane fibreuse se continue avec le tissu conjonctif épaissi qui entoure les îlots hépatiques, de telle sorte qu'il y a là une cirrhose périphérique à la tumeur, et les lobules hépatiques voisins sont aplatis par compression. A l'intérieur de cette membrane se trouve la membrane hydatique. » A un degré moins avancé de distension, on peut encore trouver une lamelle de tissu hépatique plus ou moins modifié et reconnaissable surtout lorsque le kyste n'a pas suppuré. Dans ces cas, en effet, la membrane propre est déchirée, détruite, et le tissu du foie participe à l'inflammation suppurative.

(1) Cornil et Ranvier. Manuel d'histologie pathologique, p. 949.

Quoi qu'il en soit, un kyste hydatique évoluant amincit de la sorte le tissu hépatique devant lui parce qu'il le comprime contre un plan voisin plus ou moins résistant. Ce plan peut être perforé, traversé, ou simplement refoulé. Nous verrons que la nature de l'organe qui subit la violence influe beaucoup sur les résultats ultérieurs de cette violence.

Mais pour le moment, laissant de côté les cas complexes et rendus moins faciles à analyser par l'adjonction de symptômes de perforation par exemple, il importe avant tout de fixer les directions principales que l'observation clinique et les autopsies permettent d'assigner à ces kystes. Cette détermination nous guidera dans la suite de notre travail et constituera en quelque sorte le plan de notre thèse.

Cornil et Ranvier (1), c'est-à-dire les auteurs les plus récents et les plus autorisés qui aient traité cette question au point de vue anatomique, disent nettement : « les kystes à échinocoques, qui sont assez communs dans le foie sont constitués par une tumeur volumineuse habituellement saillante, soit à la surface convexe, du côté du diaphragme ou du côté de la paroi abdominale antérieure, soit au bord supérieur, quelquefois elle siége dans la profondeur de l'organe. »

Nous trouvons cette énumération incomplète : en effet, si l'on élimine la quatrième alternative, celle où le kyste

(1) Op. cit., p, 949.

n'existe pour ainsi dire pas pour le clinicien, il nous en reste trois que nous allons examiner.

La distinction de Ranvier, bonne peut-être au point de vue anatomo-pathologique, ne nous paraît pas clinique. Pour Cornil et Ranvier, le kyste ne proémine donc qu'à la face convexe ou au bord supérieur de l'organe qui, en réalité, est une dépendance de cette face convexe. Il faudrait en conclure que tous les kystes remontent ou s'avancent en avant par suite d'un renversement du foie, pour comprimer le diaphragme dans le premier cas, la paroi abdominale antérieure dans le second.

Dolbeau (1) a pu se restreindre à ne décrire que les mêmes variétés, parce qu'elles sont seules du ressort de la chirurgie, mais le médecin doit en connaître d'autres. Pour Dolbeau, pour qu'un kyste du foie soit appréciable au chirurgien, il faut qu'il contienne plus d'un litre de liquide.

Pour nous, sans autant préciser, nous espérons montrer, en nous appuyant sur des faits cliniques, que l'on doit distinguer, dans la multitude des faits observés, trois variétés principales. Certes on pourrait en trouver d'intermédiaires, mais elles n'ont pas, comme nous le verrons, la même portée. Si nous consultons les statistiques publiées à ce sujet par les auteurs les plus autorisés dans la question, Davaine et Frérichs, nous trouvons les chiffres suivants :

(1) Dolbeau. Th. Paris, 1856. Etude sur les grands kystes de la surface convexe du foie.

1º Davaine (1). Total de 166 cas.

Echinocoques ayant pénétré dans le thorax...................... 4 cas.
   —   —   dans la plèvre...................... 9 cas.
   —   —   à la base des poumons et dans les
                              bronches...................... 21 cas.
   —   communiquant avec les voies biliaires............ 8 cas.
Kystes ouverts dans la cavité abdominale...................... 8 cas
   —   dans l'estomac et les intestins.................. 22 cas.
Autres conditions.. 94 cas.

Ainsi, cet auteur donne la direction dans 72 cas, dont les plus nombreux ont trait à l'évolution du kyste en haut, vers le diaphragme et la cavité thoracique. « Quelquefois, dit ailleurs le même auteur, les parties anciennement ou nouvellement en rapport avec la poche hydatique se déchirent et s'ulcèrent, ainsi que la paroi correspondante de cette poche, qui se perfore et livre passage aux matières qu'elle renferme. On voit alors le kyste s'ouvrir, au dehors, ou dans un organe qui communique plus ou moins directement à l'extérieur, comme les *bronches*, le *tube digestif*, les *canaux biliaires*, les voies urinaires, ou bien une cavité close, comme la plèvre, le péritoine, même les veines. »

Nous avons fait cette citation, pour montrer l'intérêt qu'il y a à séparer, dans des chapitres distincts, chacune de ces terminaisons qui répondent à une évolution clinique si différente. Elles n'ont, entre elles, qu'un seul point de commun, leur point de départ.

(1) Davaine. Traité des Entozoaires, 2ᵉ édit. 1877. Paris.

2° Fʀᴇ́ʀɪᴄʜs (1) sur 23 kystes, a noté :

14 cas où le kyste est demeuré dans le foie.
1 cas d'ouverture à l'extérieur au voisinage de l'ombilic.
2 cas d'irruption dans la cavité abdominale.
1 cas d'irruption dans l'intestin.
1 cas de communication avec les bronches.
3 cas d'ouverture à la base du poumon.
3 cas où il faisait saillie dans le thorax.

Tous ces cas, sauf les cas négatifs, où le kyste ne proémine nulle part, peuvent, croyons-nous, être rangés pour la description, en trois catégories dont nous ferons autant de formes cliniques.

A. Évolution en haut, vers le diaphragme.
B. — en avant, vers la paroi abdominale.
C. — en bas, soit librement, soit vers le pylore, la veine porte, les voies biliaires.

Ce qui justifie, croyons-nous, notre classification, c'est la terminaison habituelle de la maladie lorsqu'elle n'est pas stationnaire ; lorsque la mort survient par ouverture du kyste, ou plus simplement lorsque le kyste s'évacue, il le fait ou bien : 1° par la voie pleurale ou bronchique ; ou 2° par la voie abdominale ; dans ce cas, selon qu'il existe ou non des adhérences, le liquide envahit le péritoine ou s'évacue à l'extérieur (cas de M. Cadet de Gassicourt) (2) ; ou enfin 3° par la voie des canaux digestifs, sanguins ou biliaires, qu'il a comprimés bien avant de

(1) Frérichs. Traité des maladies du foie. Trad. française.
(2) Cadet de Gassicourt. Recherches sur la rupture des kystes hydatiques du foie à travers la paroi abdominale et dans les organes voisins. Th. de Paris, 1856.

les perforer. De ce côté encore, à défaut d'adhérences, le liquide peut faire irruption dans la cavité péritonéale. Nous aurons à indiquer le degré de gravité de ce mode de terminaison.

En résumé, nous nous proposons, dans le cours de notre travail inaugural, d'étudier successivement la symptomatologie, le diagnostic, le pronostic et le traitement :

1° Du kyste saillant vers le poumon ;
2° — — , vers la paroi abdominale ;
3° — développé vers le hile du foie.

Certes, plus d'une fois nous rencontrerons des symptômes communs, non-seulement aux trois variétés, mais encore à une foule de tumeurs hépatiques ou autres, tels que déplacement ou renversement du foie, compression duodénale ou veineuse avec ascite et troubles gastriques, compression des voies biliaires avec ictère, etc. Nous aurons précisément à indiquer la valeur de ces symptômes, dans certains cas déterminés.

On ne peut certainement prétendre à faire, de ces trois formes, trois maladies complètement distinctes : cependant nous avons pensé, et les faits cliniques que nous avons passés en revue nous y confirment, que cette manière de présenter la maladie répondait mieux aux besoins de la pratique. En effet, chacune de ces trois formes nécessite un traitement absolument différent : nous serons ainsi naturellement amené, au cours de notre travail, à exposer et à discuter ces procédés après l'examen des faits particuliers auxquels ils s'appliquent. Ainsi nous ferons un parallèle entre l'ouverture par les causti-

ques et la simple ponction à propos de l'évolution antérieure ; à propos de l'évolution supérieure nous examine-
rons la valeur de l'empyème, plusieurs fois exécuté
(Moutard Martin, voyez obs. II et V).

On a beaucoup écrit sur le sujet que nous avons choisi
et plus d'un auteur peut être accusé de n'avoir rien
ajouté à ce que l'on savait avant lui : c'est qu'il n'est pas
donné à tous de découvrir des faits nouveaux. On peut
du moins s'efforcer de présenter son sujet d'une façon
plus claire et plus méthodique que ses devanciers : c'est
le seul résultat que nous ayons ambitionné au cours de
recherches consciencieuses et suivies. L'approbation de
nos juges et celle du lecteur nous seront une récompense
suffisante.

Nous aurions pu facilement accumuler les observations
dans le cours de ce travail : nous avons préféré ne présenter de chacune des variétés qu'un petit nombre de
faits, après les avoir choisis de telle façon qu'il nous est
permis de les poser comme exemples.

CHAPITRE II

DU MODE D'EXTENSION PAR EN HAUT, OU PAR LA VOIE FLEURO-
PULMONAIRE. — SYMPTÔMES. — DIAGNOSTIC. — TRAITEMENT.
OBSERVATIONS.

C'est dans le côté droit du thorax que se développent
le plus ordinairement (voy. plus haut) les kystes hydatiques : ils naissent dans ces cas du lobe droit du foie et
rencontre le diaphragme ; si ce plan musculaire résiste
plus que les ligaments fixateurs et suspenseurs de l'organe, la distension de ces ligaments permet le renversement du foie qui se présente par sa face convexe du côté
antérieur, et déborde plus ou moins les fausses côtes. Mais
le plus souvent, le diaphragme étant moins résistant que le
plan antérieur de la paroi abdominale, en même temps
qu'il abaisse le foie graduellement, le kyste exerce une
compression croissante sur le poumon droit et même sur
le cœur. Frérichs (1) rapporte le fait d'un malade chez
lequel le diaphragme intact était remonté par son point
culminant jusqu'au niveau de la deuxième côte. C'est un
fait exceptionnel. M. Dolbeau (2), dans sa thèse, donne

(1) Frérichs. Op. cit.
(2) Dolbeau. Op. cit.

des faits analogues : il a soin, en outre, de noter que les kystes très-volumineux ne remontent pas ainsi sans communiquer à l'épigastre une déformation caractéristique.

De même, c'est dans la cavité thoracique que se fait le plus souvent la rupture, par destruction du diaphragme et de la paroi propre du kyste : ce qui communique à ce mode d'évolution une gravité immédiate considérable, c'est que dans ces cas il s'agit le plus souvent de kystes dont la paroi adventice a suppuré : ce sont presque des abcès du foie ; ils sont quelquefois difficiles à reconnaître même à l'autopsie (voy. obs. I, p. 15). On voit rarement la rupture se produire dans le péricarde : la pleurésie et la péricardite en sont fatalement les conséquences. Si le kyste communique avec la base du poumon, ce qui suppose des adhérences pleurales préalables, il se forme une cavité gangréneuse plus ou moins large qui, elle-même peut communiquer avec les bronches (voy. obs. XI, page 50), ou rester isolée, ce qui est rare.

Symptômes. — Les symptômes sont d'abord fournis par les troubles fonctionnels accusés par le malade qui ne se plaignent souvent qu'assez tard. Ils s'aperçoivent alors que la taille augmente un peu d'épaisseur, le thorax peut être légèrement déformé ; mais auparavant certains éprouvent une dyspnée plus ou moins accusée, qui manque lorsque la compression est graduelle ; l'existence d'un point de côté doit être assez fréquente, en raison de la pleurésie sèche qui est à peu près inévitable.

La percussion permet de circonscrire la matité hépatique ; en arrière l'organe est remonté au delà de la dixième côte, c'est-à-dire que le diaphragme présente une voussure exagérée et que le poumon est refoulé ; cette matité aurait, selon certains auteurs, pour ligne de niveau supérieur une ligne convexe en haut ; nous aurons à examiner la valeur de ce signe, au point de vue du diagnostic.

L'auscultation peut révéler également l'ascension du poumon ; le bord postérieur et inférieur du poumon ne descendant plus dans la gouttière costo-diaphragmatique, la respiration n'y est plus entendue.

En avant, la percussion dénote un abaissement du foie dont la ligne de matité inférieure déborde plus ou moins les fausses côtes ; cette matité se continue avec celle de la région épigastrique qui peut présenter une saillie, comme nous l'avons déjà noté.

Tels sont les seuls renseignements que l'on puisse recueillir tant que le kyste se borne à soulever le diaphragme ; mais lorsque ce plan charnu livre passage à la collection liquide, vers la cavité pleurale ou vers le poumon, il existe des symptômes spéciaux, généralement assez obscurs au début, que nous devons maintenant passer en revue.

Dans la plupart des cas, il existe depuis quelque temps des symptômes de pleurésie sèche ; il peut même y avoir de la pleurésie diaphragmatique avec sa douleur et sa dyspnée caractéristiques. Quoi qu'il en soit, le kyste cesse alors d'avoir des symptômes propres pour être masqué par l'apparition d'une pleurésie purulente ou d'une pneumonie gangréneuse dont nous allons parler maintenant.

Cependant il peut exister concurremment un refoulement du diaphragme par un kyste suppuré ou non et un épanchement pleurétique. L'observation suivante démontre que la ponction n'éclaire pas toujours, dans ces cas, sur le diagnostic.

Obs. I. — Communiquée par M. Ferdinand Dreyfous,
interne des hôpitaux.

D..., couché au n° 1 de la salle Saint-Martin à l'Hôtel-Dieu (1877), service de M. Oulmont, avait depuis près d'un mois tous les symptômes d'une dysentérie rebelle, lorsque sans cause appréciable il fut pris d'un point de côté à droite de la poitrine vers la base et de fièvre vive. On pensa d'abord à une hépatite venant compliquer la dysentérie. M. Aud'houi prit à ce moment le service : il adopta la même opinion et constata de nouveau l'évacuation de selles dysentériques indiscutables, c'est-à-dire contenant à la fois des filets de sang et une matière glaireuse plus ou moins analogue à de l'albumine d'œuf, et enfin du pus. L'augmentation de volume du foie était à ce moment considérable. On fit une première ponction capillaire qui ne donna issue qu'à quelques gouttes de sang absolument pur. On laissa passer quelques jours, et enfin l'état du malade réclamant toujours une intervention en présence surtout de l'étendue de la matité thoracique, on fit une seconde ponction avec un trocart ordinaire de volume moyen : il s'écoula cette fois environ 1 litre et demi de pus. La matité diminua d'étendue après cette évacuation et l'état général du malade parut s'améliorer : la fièvre disparut à peu près complètement, la température redevint presque normale. Cette amélioration fut de courte durée : les phénomènes généraux d'hecticité reparurent rapidement en même temps que les signes physiques indiquaient une reproduction graduelle de l'épanchement. En présence de cette reproduction, on dut débattre les indications de l'empyème. Mais auparavant on fit une nouvelle ponction dans le même espace intercostal, le huitième, et l'on obtint ainsi l'évacuation d'un litre et demi de pus encore. Cette ponction fut rapidement suivie comme les autres d'une reproduction du liquide dont le niveau supérieur finit par remonter jusqu'à la clavicule. L'opération de l'empyème dut être pratiquée en quelque sorte d'urgence, en présence de l'asphyxie qui menaçait la vie du malade à bref délai. L'incision porta sur l'union du tiers moyen et du tiers postérieur du huitième espace intercostal, point choisi parce qu'il avait été déjà le siége de ponctions évacuatrices. Les divers tissus divisés, on arriva sur la plèvre qui fut incisée : elle ne contenait qu'un liquide séreux.

Le malade ne survécut que deux jours à l'opération : le foie contenait une énorme cavité circonscrite par une membrane régulière, tomenteuse à l'intérieur, très-épaisse et parfaitement distincte. La pièce fut présentée à la Société anatomique la semaine suivante et qualifiée d'abcès du foie. Mais ce diagnostic souleva des objections et M. Houël, en particulier, refusa d'y voir autre chose qu'un kyste hydatique suppuré.

Diagnostic. — Cette observation montre combien est difficile, dans ces cas, le diagnostic exact ; la ponction elle-même peut, comme on le voit, induire en erreur. En effet, on avait obtenu du pus, la première fois, parce que le trocart avait été d'emblée enfoncé profondément ; si le soupçon d'un cas semblable venait à l'esprit dans une autre circonstance, il faudrait enfoncer l'instrument avec lenteur, et, dans ce cas, on obtiendrait successivement de la sérosité pleurale, puis du liquide du kyste, purulent ou non. Cette manière d'agir a été celle du chirurgien qui pratiqua l'empyème dans le cas précédent.

Le diagnostic est beaucoup plus difficile encore lorsque

le kyste a fait invasion lente dans la cavité pleurale ou à la base du poumon ; cependant, il n'est pas impossible, comme le démontre l'observation suivante :

Obs. II. — Kyste hydatique du foie ouvert dans la plèvre droite. Pyopneumothorax et vomiques abondantes, empyème. Guérison. (*Union médicale.* 1873, p. 887. Moutard-Martin.)

Cette observation a été prise sur lui-même par le Dʳ Robert, de Pau. Le début avait été très-insidieux et les premiers symptômes alarmants avaient été des hémoptysies fréquentes et abondantes, au mois de décembre 1870. Sous l'influence d'un traitement approprié, ces accidents s'étaient dissipés, et jusqu'au mois d'octobre 1871, pendant près d'une année, le malade resta dans un état satisfaisant et put se croire guéri. Mais à cette époque, il fut pris d'une douleur persistante au côté droit de la poitrine et il lui semblait percevoir, pendant chaque inspiration un peu ample, une sensation de crépitation. C'étaient des frottements pleuraux qui purent être constatés à l'auscultation. Au mois de novembre, le foie descendait jusqu'au niveau de l'ombilic en même temps que la matité remontait vers la poitrine jusqu'à l'union de son tiers moyen et de son tiers inférieur. Au dessus existait une sonorité tympanique. On constata à cette époque, un mois après le développement des premiers accidents pleuraux, une sensation de flot et un bruit de succussion hippocratique. Cette succession de symptômes donna lieu à différents diagnostics : pleurésie sèche, pleurésie séreuse, pleurésie purulente, pneumothorax.

Le malade resta à peu près dans le même état jusqu'au mois d'avril 1872 ; à cette époque, M. Moutard Martin reconnut l'existence d'un kyste hydatique du foie (1). Il fit dans la poitrine

(1) Nous relevons ici une coïncidence assez curieuse : à la même époque, M. Moutard-Martin avait dans ses salles un malade qu'il croyait atteint de pleurésie purulente consécutive au développement d'hydatides dans la plèvre. Il avait pratiqué l'empyème sur ce malade en octobre 1871. (Ce malade fait le sujet de l'obs. V).

Martin.

2

3 ponctions capillaires qui ne fournirent que quelques gouttes de liquide.

Cependant l'état général du malade parut s'améliorer, mais au mois de février 1853 il fut pris de vomiques presque quotidiennes par lesquelles il évacuait chaque fois de 200 gr. à 1 litre de pus. Le malade. s'épuisait rapidement. M. Moutard Martin décida de pratiquer l'opération de l'empyème, qui donnait issue, avec le pus, à une masse membraneuse constituée évidemment par la paroi d'un kyste. Quelques jours plus tard une lame de poumon mortifié s'élimina de même. Ce qui n'empêcha pas le malade de se rétablir à la longue.

Le diagnostic est également possible à soupçonner tout au moins dans les cas semblables à celui-ci :

Obs. III. — Kyste hydatique suppurée ouvert à la base du poumon excavée. (Ext. des Bull. de la Soc. anat., 1869, p. 333.) Résumé.

Un malade du service de M. Besnier ressentit pour la première fois en octobre 1868 quelques troubles digestifs, dyspepsie, inappétence, le mois suivant douleurs lancinantes dans l'hypochondre. Il entre le 17 mai à l'hôpital. Teint jaune terreux sans ictère. Douleurs et gêne permanentes aux mêmes points : une tumeur occupe l'épigastre et l'hypochondre droit. C'est un kyste du foie suppuré la respiration est d'abord médiocrement gênée, mais les jours suivants le malade est pris de frissons, de fièvre, d'une toux quinteuse avec expectoration purulente et des symptômes obscurs de pleurésie et de congestion pulmonaire. La dyspnée devient considérable. On fit sans résultat deux ponctions de la poitrine. La troisième amena des membranes d'hydatides ; la malade mourut le jour même. On trouva à l'autopsie un énorme kyste du foie suppuré ayant envahi la base du poumon par des diverticules qui s'y étaient creusé des loges.

Dans ce cas encore les ponctions sont restées sans

résultats pour le diagnostic ; elles ne peuvent rendre de service que si l'on tient compte de la profondeur des tissus traversés, ce qui est quelquefois difficile, l'épaisseur des plans étant variable selon la position du malade et la période de la maladie. En revanche la marche des accidents et l'ensemble des symptômes peuvent être de meilleurs guides ; mais il faut bien dire que souvent ces cas sont si complexes qu'ils échappent à toute analyse. Tel est le fait suivant (1).

Obs. IV. — Résumé.

Un malade avait présenté pendant la vie un bruit de va et vient synchrone aux battements du cœur et simulant complètement un frottement péricardique. On trouva à l'autopsie un kyste hydatique suppuré du foie ayant pénétré à travers le diaphragme dans le poumon gauche, après adhérences du diaphragme au poumon. Il y avait communication entre l'abcès et une bronche au voisinage de la pointe du cœur vers le sixième côté. Le phénomène stéthoscopique, entendu pendant la vie, résultait des aspérités de la plèvre pulmonaire au niveau de l'auriculaire droite et des gros vaisseaux.

Nous citerons également le fait suivant où la vérité ne ne put être reconnue, même à l'autopsie (2) : on trouva sur le cadavre d'un jeune homme de 27 ans, mort avec de l'expectoration purulente et qui avait eu une vomique, un kyste hydatique non suppuré au foie, dans le poumon

____

(1) Latham. Clinical lectures on a suppurating hyd. cyst of the liver communicating with the left lung (The Lancet 16 août 1873).
(2) Ducastel. Bull. Soc. anat., 1869, p. 144.

une série d'abcès de la grosseur d'une noix, avec une dilatation des bronches.

Lorsque l'on voit pour la première fois le malade après que le kyste a envahi la plèvre, une nouvelle cause d'obscurité vient encore s'ajouter aux autres ; le kyste est plus ou moins vidé et le foie a pu remonter à sa place, de sorte que l'on ne peut plus constater son abaissement. On peut alors se croire en présence d'une pleurésie purulente pure, comme le démontre le cas suivant :

OBS. V. — Kyste hydatique du foie ayant fait irruption dans la plèvre. Absence de symptômes autres que ceux d'une pleurésie purulente. Empyème. Mort. (1).

Chauvin (Paul), patissier, âgé de 17 ans, très-peu développé pour son âge, constitution très-faible et délicate. Le visage est d'une pâleur anémique très-prononcée, un peu pigmenté et brun autour des orbites. Son père est mort à l'âge de 52 ans d'un cancer de l'estomac. Sa mère vit encore, une de ses sœurs est morte de phthisie pulmonaire. Lui-même, quoique délicat, n'a jamais été sérieusement malade : il ne toussait pas, ne s'essoufflait pas facilement.

Il y a deux mois environ, ce malade fut pris de douleurs d'estomac revenant par accès.

Trois semaines avant son entrée à l'hôpital, qui date du 6 octobre 1871, il fut pris, pendant la nuit, d'un violent frisson, accompagné d'un point de côté intense à droite avec toux, sans expectoration ; la respiration était fréquente et pénible, la fièvre vive. Pendant les huit jours qui suivirent, il eut 3 ou 4 fois par jour des frissons irréguliers. Depuis ce temps, les frissons ont disparu, mais la fièvre est continue, les sueurs nocturnes abondantes, la dyspnée considérable ; l'état du malade paraît s'aggraver, ce qui le décide enfin à entrer à l'hôpital.

(1) E. Moutard-Martin. La pleurésie purulente et son traitement. Paris, 1872, p. 21.

7 octobre. — L'état général déjà décrit persiste. Le pouls bat 130 pulsations; le thermomètre marque 39,7. A l'inspection du thorax on reconnaît que le côté droit est notablement dilaté, les espaces intercostaux sont bombés au lieu d'être déprimés, malgré la maigreur du malade. La direction des côtes est plus horizontale qu'à gauche. Pas d'œdème des parois thoraciques ni des lombes. Lorsque le malade parle, les vibrations thoraciques sont complète-ment abolies. La matité est complète dans tous les points du côté droit. Souffle bronchique très-éloigné dans toute la moitié infé-rieure du côté droit; il est plus fort au niveau de l'épine de l'omo-plate; égophonie vers l'angle de cet os, se prolongeant jusqu'au sommet, dans lequel on perçoit quelques râles muqueux Rien à gauche. Le foie déborde les fausses côtes de 4 centimètres, la pointe du cœur bat notablement en dehors du mamelon gauche. Pas de souffle, pas d'albumine dans l'urine.

En présence de ces symptômes, l'existence d'un vaste épanche-ment pleurétique ne pouvait faire doute. L'hésitation ne pouvait exister que sur la nature du liquide contenu dans la plèvre. La fièvre intense persistant depuis trois semaines, les frissons fré-quents, les sueurs nocturnes, l'inappétence, la pâleur extrême de la face, l'habitus général du malade pouvaient faire croire à l'exis-tence d'une pleurésie purulente, malgré l'absence d'œdème des parois thoraciques. L'abondance de l'épanchement, la dyspnée du malade, indiquaient la nécessité d'évacuer immédiatement le liquide épanché, de quelque nature qu'il fut; le doute devait donc être levé par la ponction et l'examen direct du liquide.

Nous ferons remarquer que ces réserves sur la nature de l'épanchement sont faites après coup par l'auteur, qui crut longtemps à une pleurésie purulente chez un tuber-culeux. Les antécédents du malade, les signes rationnels et physiques semblaient en effet autoriser à considérer le malade comme tuberculeux. La ponction elle-même ne devait pas rectifier l'erreur. **M.** Moutard Martin continue (1).

Une ponction est donc pratiquée avec le trocart ordinaire, muni de sa baudruche (procédé de Reybard) et elle ne donne aucun résultat; pas une goutte de liquide ne sort de la canule. Immédiatement nous retirons la canule et nous introduisons l'aiguille moyenne de l'aspirateur Dieulafoy, qui donne issue à 40 grammes de pus, et subitement l'écoulement s'arrête. *Le pus, retiré en si petite quantité que ce soit, avait fixé le diagnostic de pleurésie purulente;* l'absence de résultat de la première ponction, l'arrêt subit de l'écoulement du pus dans la seconde, pratiquée avec l'aspirateur, nous donnaient l'assurance qu'il existait au milieu du pus des parties solides de volume suffisant pour obturer le calibre de la canule même avec l'aspiration. Il fallait agir, il fallait extraire le liquide avec les masses qu'il pouvait contenir, et le choix de l'opération me parut suffisamment indiqué. On ne pouvait songer au drainage ni au siphon de Gosain, qui auraient été aussitôt obstrués.

Sans insister sur ce détail, nous ne le laisserons pas passer sans faire remarquer que ces craintes, relativement à l'appareil de M. Potain, craintes *à priori*, nous paraissent exagérées. L'obstruction par des fausses membranes de la canule moyenne de Dieulafoy n'entraîne pas l'inutilité du siphon. En outre, la suite de l'observation va démontrer qu'il eût pu agir efficacement, puisqu'il ne s'agissait que de débris d'hydatides, sans fausses membranes dans le sens ordinaire du mot.

Je me décidai à pratiquer l'opération de l'empyème et je pris rendez-vous avec mon collègue Edouard Labbé et le Dr Dieulafoy.

(1) Loc. cit., p. 23.

Le 9 octobre, l'état du malade étant le même, je pratiquai l'opération de l'empyème en suivant les règles que l'on trouvera exposées dans le cours de ce travail. Mon incision commencée à 6 centimètres de l'épine dorsale, etc., etc..... L'ouverture de la plèvre donne issue à une grande quantité de pus qu'on peut évaluer à 2 litres, et à notre grand étonnement, nous voyons à plusieurs reprises l'écoulement du pus s'arrêter, et une masse d'un gris jaunâtre, demi-transparent, venir obstruer l'ouverture en faisant hernie au dehors. *A quatre reprises différentes je saisis ces masses, qui sont constituées par de vastes poches hydatiques rompues*, et en même temps il sort par la plaie des poches hydatiques entières, transparentes et du volume d'un gros œuf. Nous avions donc affaire à des hydatides de la plèvre suppurée, et ce fait a donné raison à l'opération que nous avions choisie.

Remarquons ici que M. Moutard Martin ne pensait nullement à un kyste hydatique du foie, mais, ainsi qu'il le reconnaît, à des hydatides pleurales. L'opération fut pratiquée au milieu d'octobre; vers la fin du mois le malade paraissait en convalescence. Mais au mois de mars 1872, c'est-à-dire quatre mois plus tard, le malade était repris d'accidents dont il devait mourir après deux mois et demi. Nous aurons à discuter si l'opération de l'empyème était réellement indiquée, c'est-à-dire si, en supposant la vérité connue sur le siége réel (hépatique) du kyste, l'intérêt du malade comportait cette opération. M. Moutard Martin relate ainsi la mort du malade et l'autopsie:

Chauvin était bien portant lorsque, le 14 mars 1872 il demande une permission de sortir pour plusieurs heures. Le soir, après être rentré, il est pris d'un frisson violent suivi de fièvre, de point de côté à droite, dans le côté opéré; toux fréquente, crachats pneumoniques abondants. Percussion : son obscur à la base. Auscultation : râles crépitants secs dans le tiers inférieur et souffle à la base.

Depuis ce moment le malade ne s'est pas rétabli, mort le 14 juin 1872. Autopsie. Cavernes tuberculeuses, on trouve un foie dont le lobe droit est réduit à un tronçon du volume d'une pomme et bilobé. Le lobe gauche est énorme, et à lui seul, représente le volume d'un foie très-développé : il est gras. Le poumon droit est adhérent de toutes parts à la paroi costale et principalement au diaphragme où il adhère à sa base par un véritable tissu cicatriciel qui se prolonge dans la substance du lobe droit du foie atrophié, et dans lequel il forme un noyau du volume d'une noix. Le sommet du poumon contient une immense caverne.

Le dernier détail de l'autopsie justifie le diagnostic du début, lorsque l'on pensait avoir affaire à un tuberculeux; en outre les lésions trouvées expliquent la mort du malade, tandis qu'elles montrent une guérison d'un kyste hydatique du foie suppuré par l'opération de l'empyème. Malheureusement le manque de détails laisse dans le doute sur la date des adhérences de la base du poumon, sur la nature de la communication entre le kyste et la cavité pleurale.

Ces points sont très-importants, car cette oblitération par adhérences et par rétraction cicatricielle du kyste d'abord, et de la plèvre ensuite, est un fait surprenant. L'oblitération de la plèvre atteinte de pleurésie suppurée et ouverte par une incision, se conçoit bien, surtout depuis les recherches de M. Peyrot (1). Le poumon est encore plus ou moins perméable, c'est-à-dire dilatable, et la paroi thoracique, sollicitée de proche en

(1) J.-J. Peyrot. Etude expérimentale et clinique sur le thorax des pleurétiques et sur la pleurotomie. Th. Paris. 1876.

proche à s'accoler à lui, finit par le rejoindre ; le thorax de ce côté est déformé et rétréci. Toutes les parois du thorax se rapprochent pour concourir à ce rétrécissement. Le diaphragme bombe fortement dans la cavité pleurale ouverte, le foie ou la rate semblent presque vouloir faire hernie à travers ce muscle.

Il serait moins difficile, selon M. Moutard-Martin (1), de distinguer un kyste suppuré du foie d'une pleurésie purulente : ce diagnostic est important surtout lorsque la ponction, comme dans notre observation I, a donné du pus. Cet auteur fait remarquer que dans la pleurésie purulente, la base du thorax prend une forme spéciale, bombée en un point qui cesse subitement, de sorte qu'il y a une dépression en coup de hache au point où finit brusquement la dilatation. La matité est absolue au niveau du point qui porte la voussure; elle cesse plus haut, brusquement comme cette voussure, en même temps que reparaissent les bruits respiratoires. M. Moutard-Martin insiste également beaucoup sur l'œdème de la paroi thoracique dans le cas de pleurésie purulente. Cependant, malgré ces signes « les erreurs de diagnostic ne sont pas rares, et maintes fois on est tombé sur des kystes hydatiques du foie, croyant avoir affaire à des pleurésies enkystées, et réciproquement l'abaissement du foie, la matité élevée dans le thorax et cessant brusquement, la voussure nettement limitée, ont fait croire à des kystes du foie alors qu'il existait seulement un épanchement séreux ou purulent enkysté dans la plèvre. »

(1) Moutard-Martin. Op. cit., p. 52.

Pronostic. — Les faits analogues à celui de Moutard-Martin sont malheureusement fort rares. Cependant si l'on réfléchit que le foie peut être très-intimement adhérent au diaphragme dans le cas d'ouverture d'un kyste dans la cavité pleurale, que la cavité du kyste est alors directement abouchée avec la cavité pleurale, on peut espérer que l'oblitération simultanée des deux foyers est possible après l'opération de l'empyème. En effet, on peut admettre, s'il est permis de s'exprimer ainsi, que le malade de M. Moutard-Martin est mort « guéri » de son kyste et de sa pleurésie purulente secondaire. Mais le cas était remarquablement favorable à ce résultat, puisqu'à aucun moment il n'y eut de bile dans le kyste ni dans la plèvre. La présence de ce liquide rend forcément, croyons-nous, la guérison impossible.

D'autre part, l'ouverture du kyste uniquement dans la plèvre est un cas relativement exceptionnel (9 fois sur 166 cas, Davaine). Frérichs sur 23 cas ne l'a jamais observée. En revanche il note que le kyste s'est ouvert une fois à la base du poumon, une fois directement dans les bronches. Davaine note 21 cas d'irruptions dans les bronches (sur 166). Cependant on ne doit pas perdre de vue la possibilité de cette invasion de la plèvre.

Traitement. — L'obscurité du diagnostic dans le cas de simple refoulement du diaphragme, explique l'absence d'intervention dans la plupart des cas. La ponction est seule indiquée à cette période : lorsqu'elle a fixé le diagnostic, il est préférable de chercher si le kyste n'est pas abordable par la paroi abdominale antérieure pour les ponctions suivantes. Dans le cas d'envahissement de la plèvre par un kyste suppuré, il est évident que l'on doit traiter comme s'il s'agissait d'une pleurésie purulente et pratiquer l'empyème. Les 2 cas de Moutard-Martin, bien que l'un ait été suivi de mort, démontrent que l'on peut ainsi obtenir la guérison. Quant à l'évacuation du kyste par les bronches, nous ne possédons aucun moyen d'entraver ou de favoriser sa marche, et nous sommes impuissants devant cette complication mortelle le plus souvent (voyez obs. XI).

CHAPITRE III

Nous venons de voir que le kyste du foie un peu volumineux ne remonte pas vers le diaphragme, sans donner lieu du côté de l'hypochondre droit à des signes physiques appréciables ; il en est de même, bien que moins forcément, lorsque le kyste est saillant directement en bas (cas de Dolbeau) (1). Aussi réservons-nous ce chapitre exclusivement à l'étude des kystes qui ne font saillie que vers la paroi abdominale et qui se révèlent de ce côté par des symptômes toujours les mêmes ; cette catégorie est encore la plus nombreuse.

Symptômes. — Ils peuvent être déjà appréciables sans que le kyste ait acquis un grand développement. Pour Magnan (2) « ce qu'on a appelé les petits kystes, et nous entendons par là ceux qui n'ont pas plus que la grosseur du poing » seraient fatalement destinés à passer ina-

---

(1) Dolbeau. Op. cit. Th. Paris, 1856.

(2) Magnan. Th. Paris, 1877. Cont. à l'étude des kystes hydatiques du foie.   ?

perçus. Il est loin d'en être toujours ainsi, comme le démontre l'observation suivante, recueillie dans le service de M. Trélat par M. Marot, son interne, qui a bien voulu me la communiquer.

Obs. VI. — Kyste hydatique du foie contenant 100 gr. de liquide, diagnostiqué d'après la fluctuation et la mobilité.

Célestine Burlot, 36 ans, lingère, couchée le 27 février 1877 au n° 11 de la salle Sainte-Rose, à la Charité, dans le service de M. le professeur Trélat. Cette malade se plaint d'une tumeur épigastrique, large environ comme un demi-œuf, siégeant exactement sous le rebord cartilagineux des fausses côtes, à droite, tumeur qui n'apparaît que quand la malade est debout et se penche en avant. Cette tumeur présente une fluctuation fort obscure, mais son siége et les déplacements qu'elle subit selon les attitudes de la malade, disparaissant dans le décubitus dorsal, indiquent parfaitement qu'elle siége sur la surface du foie. Cette tumeur n'est pas douloureuse, la malade se porte bien d'ailleurs : M. Trélat admet *a priori* un kyste hydatique, idée la plus naturelle qui doive venir à l'esprit. Une ponction exploratrice, pratiquée le 5 mars, permet de retirer 100 grammes de liquide clair, provenant manifestement d'un kyste hydatique.

Le diagnostic est confirmé. De plus, M. Trélat, en traversant lentement les plans qui séparent le kyste de l'extérieur, a senti nettement la sensation d'un tissu criant sous la pointe du trocart, et lui résistant comme fait le tissu hépatique. Le kyste est donc profond.

Le lendemain de la ponction, le soir du 6 mars, la région est légèrement douloureuse, il y a un accès de fièvre. Cet état dure les jours suivants. Sulfate de quinine.

6 mars. M., 37°9 ; S., 38°7.

Le 7. M., 37 7 ; S., 38°4.

Le 8. M., 37°4 ; S., 37°7.

Le 9. M., 37°7 ; S., 38°.

Le 10. M., 37°4; S., 38°.

En même temps que s'élevait la température, le 9 et le 10, la malade se plaignait d'une douleur croissante au côté gauche de l'épigastre, sans autre symptôme : cette réaction fébrile est attribuée à un peu d'hépatite de voisinage.

Le 13. La douleur diminue, pour reparaître plus vive le 19 ; on applique un vésicatoire qui la fait disparaître, mais la tumeur s'est reproduite. On ne fait pas de nouvelle ponction, la douleur ayant disparu et le kyste étant peu gênant par lui-même. La malade quitte l'hôpital le 10 avril.

Avant de procéder à l'énumération et à la discussion des symptômes de ces kystes antérieurs, il importe de signaler deux faits qui se dégagent de cette observation : d'abord la malade s'est montré plus habile que le chirurgien à découvrir sa tumeur, et c'est elle qui l'a indiquée en choisissant la meilleure position pour la mettre en évidence; ensuite, on remarquera le profit qu'à tiré M. Trélat de la mobilité du kyste et de son enfoncement dans le décubitus dorsal; ce moyen n'a pas encore été signalé. Peut-être dans certains cas l'ascension de la tumeur avec le foie, pendant les grandes inspirations, pourrait-elle être également utile au diagnostic; elle suppose l'absence d'adhérences.

Diagnostic. — Les signes physiques les plus habituels de la variété qui nous occupe actuellement, sont la voussure, la matité, la fluctuation, le frémisssement hydatique.

La voussure et la matité n'indiquent rien par elles-mêmes, elles font connaître l'existence d'une tumeur du foie sans indiquer sa nature.

La fluctuation est rarement perçue et toujours exposée aux soupçons comme pour tous les organes abdominaux, en raison de leur mobilité, de la mobilité ou de la contraction des parois abdominales, etc.

Le frémissement hydatique, longuement étudié surtout par M. Davaine (1), et plus récemment par Magnan (2), a été tour à tour admis et rejeté après avoir été considéré comme pathognomonique.

Pour M. Jaccoud (3) ce n'est autre chose que le flot, comme dans les kystes de l'ovaire. Frérichs en fait un phénomène rare, s'il existe.

Dans une thèse récente (Paris, 1876), le D' Sadde explique le frémissement par la réunion des circonstances suivantes : présence de liquide assez fluide dans un kyste peu épais, tension de la poche, présence de vésicules secondaires. Il admet que le frémissement, quand il existe, est pathognomonique, il le reconnaît à des vibrations « qui donnent à la main la sensation que feraient les vibrations d'un sommier élastique. » C'est une explication un peu téméraire. Il vaut mieux s'en tenir, pour le frémissement hydatique, à l'expérience classique qui consiste à tenir dans la main une vésicule hydatique isolée et à la percuter légèrement : on obtient en réduction le frémissement qui est ici bien évidemment un phénomène analogue au flot.

Quand à la valeur du symptôme, nous n'avons pas trouvé d'observation où il ait à lui seul permis de faire

(1) Davaine. Recherches sur le frémissement hydatique. Mém. Soc. biologie, 1861, p. 189.

(2) Magnau. Th. citée. Paris, 1877.

(3) Jaccoud. Cliniq. Lariboisière.

le diagnostic ; quand il y a frémissement hydatique, il y a fluctuation presque nécessairement, et ce signe, joint à la considération du siége de la tumeur et de son mode d'évolution, permettent déjà d'incliner vers le diagnostic d'un kyste, sans qu'il soit besoin du frémissement. Le diagnostic différentiel doit éliminer les collections intra-pariétales, mobiles avec la paroi et saillantes en général, les péritonites circonscrites avec collections enkystées, le cancer du péritoine et celui du foie, l'hypertrophie du foie, et surtout les abcès. Chacune de ces maladies est précédée ou accompagnée de symptômes spéciaux que l'on ne rencontre dans aucun kyste hydatique. Nous ne ferons que signaler la distension de la vésicule du fiel.

Pronostic et complications. — C'est dans cette variété que le diagnostic peut être posé de meilleure heure et et que l'on peut s'opposer le plus efficacement au développement exagéré du kyste. Les accidents que l'on observe sont d'abord la péritonite circonscrite, accident douloureux mais favorable en ce sens qu'il en prévient un autre plus grave, l'irruption du liquide dans la cavité péritonéale lors de la rupture du kyste. Nous reviendrons sur ces adhérences.

La rupture du kyste ou son ouverture spontanée sont très-graves, quand les adhérences manquent, une péritonite ordinairement mortelle se déclare. Cependant certains cas font exception. Tel est celui que cite Paul (1) : « Il s'agit d'une femme chez laquelle, à la suite

(1) Paul. Th. de Paris, 1866.

de la rupture d'un kyste hydatique du foie dans le péritoine, on retira à deux reprises différentes une grande quantité de liquide de la cavité abdominale, à l'aide de la ponction. Une péritonite grave se déclara, la malade guérit néanmoins. » Duclaux (1) cite encore l'observation suivante, due au Dr Bertin de Gray : « à la suite d'une chute sur le ventre, le malade fut pris de péritonite; il fut ponctionné, et ne mourut que plus tard de la rupture dans la plèvre du même kyste qui s'était reproduit. » Ce fait indique la possibilité d'une sorte de cicatrisation de la poche kystique; 16 litres de liquide jaune avaient passé dans la cavité abdominale donnant une matité étendue du sein droit jusqu'au pli de l'aîne. Il n'y a pas eu d'autopsie, ce qui retire beaucoup de valeur à ce cas.

Dans le cas de Seuvre (2), le malade avait reçu un coup dans la région hépatique et le liquide de son kyste était séro-purulent ; on lui appliquait des caustiques sur la paroi abdominale lorsque le kyste se rompit spontanément; le liquide était séro-purulent, le malade fut rapidement emporté par la péritonite.

Dans le cas où il existe des adhérences, l'évacuation spontanée du kyste est beaucoup moins dangereuse. Thompson (3) rapporte le cas d'une malade dont le kyste s'évacua à plusieurs reprises pendant trente années; l'ouverture se faisait près de l'ombilic; la femme mourut et l'on trouva à l'autopsie près de l'ombilic, deux tumeurs

(1) Duclaux. Th. de Paris, 1875.
(2) Seuvre. Bull. Soc. anat. 1873, p. 665.
(3) Thompson. Gaz. médic., 1844.

communiquant avec un conduit qui allait jusqu'à la partie supérieure du foie. Lassus (1) raconte de même qu'un kyste s'ouvrit spontanément à la paroi abdominale par une fistule qui livra passage à 300 hydatides et se referma au bout de six ans. La thèse de M. Cadet de Gassicourt (2) contient encore d'autres faits semblables.

Ces faits démontrent que la communication à l'extérieur par une fistule est un procédé de guérison ; par une application naturelle à la thérapeutique, on a depuis longtemps songé à créer artificiellement ces conditions au moyen des caustiques ; c'est la méthode de Récamier, modifiée depuis cet auteur.

Traitement. — Deux méthodes sont en présence : la ponction avec ou sans injections médicamenteuses, et l'ouverture par les caustiques. Nous les passerons en revue successivement, désirant montrer que la méthode de Récamier est dangereuse, et que, l'innocuité ordinaire de la ponction, ses résultats très-avantageux dans certains cas, doivent la faire préférer à la première méthode. L'observation suivante, recueillie dans le service de M. le professeur Trélat, à la Charité, montre en quoi réside le danger de la méthode d'ouverture par les caustiques.

OBS. VII.

Dell. Giac. (Camille), 22 ans, fleuriste, entrée le 16 janvier 1877 et couchée au n° 1 de la salle Sainte-Rose, à la Charité. Cette ma-

---

(1) Lassus. Journal de Corvisart, t. I, p. 137.
(2) Cadet de Gassicourt. Th. Paris, 1856.

lade s'est bien portée jusqu'à la fin de l'année 1876 ; elle n'avait eu qu'une coqueluche et la rougeole, lorsqu'au mois de décembre 1876, elle eut à se plaindre de dyspnée, de point de côté à droite, en même temps que ce côté de la poitrine offrait une certaine voussure. Dans le tiers inférieur de ce côté, absence de vibrations thoraciques et de murmure vésiculaire, on obtenait de la matité par la percussion. Elle fut traitée, à cette époque, pour une pleurésie séreuse. On lui mit des vésicatoires, et le mal ne s'améliora nullement.

A son entrée, elle raconte qu'il y a en réalité six mois que son attention est portée de ce côté : à partir de cette époque, elle était obligée de se desserrer après chaque repas, les digestions étaient devenues difficiles, et elle ne pouvait plus faire de mouvements un peu actifs sans être promptement essoufflée. On trouva facilement tous les signes qui avaient été précédemment rapportés à une pleurésie avec épanchement, mais on trouva, de plus. dans l'hypochondre droit, débordant le rebord cartilagineux de la poitrine, une tumeur qui se prolongeait sur la ligne médiane.

M. Trélat fit, d'après cet ensemble de symptômes, le diagnostic de kyste hydatique du foie, et pour lever tous les doutes, on fit une ponction exploratrice le 24 janvier. Il s'écoula un liquide qui avait tous les caractères ordinaires du liquide hydatique. On résolut sur-le-champ de traiter ce kyste par l'ouverture au moyen des caustiques, et afin de favoriser l'acollement des feuillets péritonéaux, on se garda bien d'évacuer tout le contenu de la poche.

Le 6 février, on fit une première application de pâte de Vienne, suivie à court intervalle de trois autres, selon la méthode ordinaire. Chaque application était rendue moins douloureuse par l'administration simultanée d'une potion contenant du chloral.

Au bout de quinze jours environ, la poche fut ouverte sans accidents, les adhérences étaient parfaites. Le liquide s'évacua, légèrement trouble, et l'on fit régulièrement. chaque jour, des injections d'eau phéniquée au moyen d'une sonde en gomme.

Le 17. Avec le liquide de l'injection, revint une membrane jaunâtre, flétrie, déchirée, représentant évidemment une portion de la membrane kystique : ce phénomène annonçait la destruction suppurative des parois du kyste. On ne s'en inquiéta pas, et on continua les injections qui devenaient plus difficiles et plus pénibles à supporter.

22 mars. Depuis quelque temps, le liquide des injections revenait très-trouble et bilieux, et il s'évacua de nouveau une portion de la membrane limitante du kyste : immédiatement après le pansement, il se développa des accidents indubitables de péritonite généralisée. On appliqua un grand vésicatoire sur l'abdomen selon la méthode de Velpeau, et l'on cessa toute injection : la fistule donnait du pus épais chargé de bile. Jusqu'au 30 mars, l'état resta stationnaire, on crut même un moment à une légère amélioration, mais il sortit une nouvelle portion membraneuse, et immédiatement la péritonite prit l'allure suraiguë. Le surlendemain, la malade était morte. Comme phénomène ultime, on remarqua le développement en quelques heures d'une angine diphthéritique.

A l'autopsie, on trouva une péritonite purulente, avec une grande quantité de fausses membranes sans consistance et de formation récente : l'irruption du pus dans la cavité péritonéale s'était faite au niveau du contact du kyste avec la paroi abdominale. Partout il y avait des adhérences solides, mais la chute et l'extraction de la membrane propre du kyste avaient créé une ouverture latérale à ce canal artificiel hépato-pariétal. Il est indubitable que c'est la mortification d'un des éléments de ces adhérences qui les avait détruites en un point limité. Un second kyste, non suppuré, volumineux comme les deux poings, faisait saillie sur la convexité du même lobe droit de l'organe.

La poche kystique ouverte était probablement rétractée déjà, mais on ne peut apprécier de combien : le pus baignait la substance propre du foie, fortement congestionnée et enflammée.

En présence de cet accident ultime, si facile à expliquer, puisqu'il fait partie de la guérison de certains kystes traités par les caustiques, on doit se demander si la méthode n'est pas complètement à rejeter. C'est l'avis d'un certain nombre d'auteurs. Le mécanisme du décollement suppuratif qui rend les adhérences illusoires vers le foie, quand on a eu le bonheur, difficile souvent à atteindre, d'obtenir ces adhérences, démontre que l'on doit craindre jusqu'au dernier moment quand on a fondé son espoir sur la solidité d'une membrane pathologique, souvent peu vasculaire, comme est la paroi d'un kyste hydatique.

La ponction a le mérite de ne pas exposer aux mêmes accidents, mais on lui reproche de n'être qu'un moyen palliatif. Ce reproche tombe en partie depuis que des instruments perfectionnés permettent de faire des lavages par une canule capillaire ; bien plus certains faits semblent prouver que la simple ponction peut avoir raison d'un kyste hydatique. Ces faits sont assez nombreux aujourd'hui ; avant de les énumérer rapidement, nous exposerons l'observation suivante que nous devons à l'obligeance de M. Alphonse Davaine, interne des hôpitaux.

Obs. VIII. — Kyste hydatique du foie guéri par une ponction.

L... (Clémence), 36 ans, couchée au n° 6 de la salle Sainte-Eulalie, service de M. Laboulbène. Entrée le 10 juillet 1874, hôpital Necker. Cette femme se présente à l'hôpital pour une tumeur volumineuse, occupant l'hypochondre droit, et présentant tous les caractères, sauf le frémissement, d'un kyste hydatique du foie.

Le 20 août on fait une ponction aspiratrice avec l'aiguille n° 2 de l'appareil Potain, et l'on retire environ un litre d'un liquide incolore et limpide comme de l'eau de roche. L'écoulement ne s'interrompt pas un seul instant. On constate au microscope l'existence dans ce liquide de nombreux crochets d'échinocoques. Cette intervention ne détermina aucun accident, et quand la malade quitte l'hôpital le 9 septembre, trois semaines après la ponction, le foie dépasse à peine de quelques centimètres le rebord costal.

Trois ans plus tard, le 28 juillet 1877, cette femme se présente à la consultation de M. Laboulbène à la Charité. L'examen du foie pratiqué avec soin, permet de constater que la glande a repris ses dimensions normales.

La malade a donc été définitivement débarrassée de son kyste par une simple ponction aspiratrice.

Cette observation est loin d'être unique. Ainsi C. Degoix (1) qui a consacré sa thèse à la vulgarisation de la ponction aspiratrice à l'exclusion des autres procédés de traitement, après avoir avancé que la ponction ne provoque pas la suppuration du kyste, en fournit deux ordres de preuves. Il rapporte d'abord 15 observations, analogues à la nôtre, dans lesquelles il a suffi d'une seule piqûre pour amener la disparition du kyste, ensuite il démontre que plusieurs ponctions peuvent être pratiquées à plusieurs jours d'intervalle sans que le liquide tiré par les dernières ponctions présente les moindres vestiges du pus : il rapporte à l'appui quatre observations.

Dans le cas où le liquide se reproduit et devient louche, il ne faut pas faire de large ouverture, selon M. Degoix dont nous adoptons entièrement les conclusions ; il vaut mieux ponctionner, comme s'il s'agissait d'un liquide hydatique pur, en répétant plus souvent les ponctions. Dans 7 cas qu'il rapporte on a pu ainsi venir à bout de kystes suppurés par de simples ponctions. Celles-ci ont un autre avantage, même si elles ne réus-

____

(1) Degoix. De la ponction aspiratrice des kystes hydatiques du foie. Th. de Paris. 1872.

sissent pas ; elles constituent le procédé de Trousseau pour obtenir des adhérences et permettent ainsi, dans la suite, de recourir à la ponction au moyen d'un trocart d'un plus gros calibre qui permet de faire des injections en laissant la canule à demeure.

Magnan (1) arrive à des conclusions semblables en ce qui regarde la ponction, mais il diffère du précédent auteur en ce qu'il conseille d'avoir recours à l'ouverture large, lorsque les ponctions n'ont pas réussi et que le kyste suppure. Nous partageons plutôt l'avis de M. Degoix. M. Desnos (2) dit, au contraire, qu'après l'insuccès des ponctions aspiratrices, lorsqu'il y a des accidents généraux fébriles, il faut ouvrir le kyste par la méthode de Récamier, ou mieux par la ponction avec un gros trocart et la canule à demeure, permettant de faire des lavages au chloral ou à l'eucalyptus. C'était l'opinion formulée déjà par Boinet en 1860 (3).

OBSERVATIONS de kystes hydatiques guéris par une ou plusieurs ponctions suivies ou non d'injections iodées.

I. — Récamier (Rev. méd., 1825, t. I, p. 20) une seule ponction avec un trocart fin sans aspiration. Guérison.

II. — Hawkins et Brodie cités par Budd (Medico-chirurgical Transactions, t. XVIII, p. 118). Ponction avec un trocart plat. Guérison.

III. — Idem. Ponction. Guérison confirmée six ans après.

(1) Magnan. Op. cit.
(2) Desnos. Bull. de thérap., 15 juillet 1875, p. 14.
(3) Boinet. Note sur le trait. des kystes hyd. du foie par les ponctions capillaires la potasse caustique et les injections iodées. Bull. Acad. med., t. XXVI, p. 72, 1860.

IV. — Aran (Bullet. de thérap., 15 sept. 1854). Dix ponctions, la dernière suivie d'une injection iodée. Guérison.

V. — Idem. Ponction avec le trocart capillaire, suivie immédiatement d'une injection iodée. Guérison.

VI. — Dr Robiller, de Dunkerque (Revue médico-chirurgicale de Paris, t. XLVII, p. 218). Ponction avec le trocart, injection iodée. Guérison.

VII. — Boinet. Traitement des tumeurs hydatiques du foie par les ponctions capillaires et par les ponctions suivies d'injections iodées. Ponction capillaire. Guérison.

VIII. — Idem. Ponction capillaire. Guérison.

IX. — Chassaignac (Bulletin de la Soc. de chirurgie). Ponction exploratrice. Guérison.

X. — Gosselin (Cliniques de la Charité). Ponction capillaire. Guérison.

XI. — Hulke (British med. Journal, 1870). Ponction capillaire. Guérison.

XII. — Moutard-Martin (Un. médicale). Ponction avec un trocart fin. Guérison.

XIII. — Monod (Gaz. hebdomadaire, juillet 1873). Trois ponctions sans aspiration. Guérison.

XIV. — Jaccoud (Cliniques de Lariboisière). Ponction capillaire. Guérison.

XV. — Dumontpallier (Soc. Médic. des hôpit., 22 oct, 1874). Ponction aspiratrice. Guérison probable, durant encore six mois plus tard.

XVI. — Lancereaux (Union médicale, 8 oct. 1874). Ponction et aspiration. Guérison.

XVII. — Gerin Roze cité par Magnan (loc. cit.). Ponction et aspiration. Guérison.

XVIII. — Dieulafoy (Du diagnostic et du traitement des kystes vdatiques du foie par la ponction et l'aspiration). Ponction et aspiration. Guérison.

XIX. — Idem. Guérison après 2 ponctions.

XX. — Idem. Guérison après 7 ponctions.

XXI. — Jonassen (Echinokoksvalster og deren Behandling, Ugeskrifftor Lüger, X, 1870). Ponction avec le trocart explorateur de grand modèle. Guérison.

XXII. — Simpson (British med. Journal, 1870). Ponction et injection d'acide phénique. Guérison.

XXIII. — Duffin (Hydatic tumour of the liver treated by simple puncture. The Lancet, 1867). Ponction avec le trocart explorateur. Guérison.

XXIV. — Austic (The Lamet, 1870). Ponction capillaire. Guérison.

XXV. — Laveran (France médic., 1876). Guérison après ponction.

XXVI. — Moutard-Martin (Soc. méd. des hôp., avril 1876). Deux kystes du foie guéris l'un après une ponction, l'autre après trois.

Récemment M. Gallard (Cliniq. méd. de la Pitié. *Abcès et kyste du foie*), a préconisé la ponction avec un gros trocart dont on laisse la canule à demeure. On a proposé également de substituer à cette canule une sonde en gomme passée par la canule qui est ensuite retirée. Ces moyens font presque inévitablement suppurer le kyste; ils nécessitent des adhérences préalables. Il y a des cas de guérison, mais nous avons déjà indiqué, d'après l'observation VII (service de M. Trélat) combien peu il faut compter sur les adhérences. Il y a grande témérité à employer ces moyens, et on ne doit s'y résoudre qu'en désespoir de cause.

CHAPITRE IV

DU MODE D'EXTENSION EN BAS OU VERS LE HILE DU FOIE. —
ANATOMIE PATHOLOGIQUE. — SYMPTOMES. — TERMINAISON.
— DIAGNOSTIC. — TRAITEMENT.

Anatomie pathologique. — Le kyste hydatique qui se
fait jour à la face inférieure du foie se comporte diffé-
remment, selon qu'il s'échappe en avant du hile de l'organe ou qu'il repose sur ce hile. Dans ce dernier cas il est
supporté par la partie la plus résistante du parenchyme
hépatique, qui est traversé en tous sens sur ce point par
les prolongements formant la capsule de Glisson et par
les vaisseaux de divers ordres que ces gaînes con-
tiennent.

Lorsque c'est en avant que le kyste proémine, rien ne
s'oppose à son développement, ni à l'action de la pesanteur, il vient former dans l'abdomen une tumeur fluctuante, plus ou moins mobile avec le foie dans les
grandes inspirations et sur le diagnostic de laquelle
nous aurons à revenir. Lorsqu'au contraire le kyste fait
effort sur le plateau vasculaire et excréteur du hile du
foie, il rencontre le duodénum, la vésicule du fiel, les
canaux cystique, hépatique et cholédoque, et la veine
cave qui peuvent se laisser perforer. Mais avant que leur
résistance soit mise en jeu, le contenu du kyste peut se

faire jour en un point des canaux biliaires plus éloigné de leur terminaison. La bile envahit le kyste en même temps que celui-ci s'évacue dans l'intestin : « Il arrive, dit Frérichs, que des vésicules passent du kyste dans les orifices béants des canaux biliaires, s'y arrêtent, les dilatent, et sont transportés définitivement dans la vésicule biliaire ou l'intestin. » M. Charcot (1) rapporte l'observation d'un malade chez qui le canal cholédoque était entièrement obstrué par des vers vésiculaires. Le kyste s'était rompu par suite de la dilatation en avant de l'obtacle que produisait la bile, et le liquide devenu irritant s'était répandu dans le péritoine, causant une péritonite mortelle. M. Lancereaux (2), a observé dans le service de M. Laboulbène le fait suivant : « après avoir incisé le duodénum, l'ampoule de Vater parait allongée ; cela tient à la distension du canal cholédoque, dans lequel on aperçoit un bouchon gélatineux qui fait saillie, ce bouchon n'est autre que la poche d'un kyste hydatique ; après l'avoir enlevé, on peut facilement introduire le pouce dans la cavité du canal. » Il existe un cas analogue rapporté par M. Sevestre (3).

On a vu également l'ouverture du kyste dans la vésicule biliaire, mais le mécanisme est bien différent dans ce cas ; il existe depuis longtemps un travail ulcératif entouré par un travail inflammatoire dont le but et le résultat sont d'amener des adhérences. La vésicule distendue résiste ou se rompt selon les cas. L'introduction peut se faire par le canal cystique, ce qui est plus rare et rentre

---

(1) Charcot. Comptes-rendus de la Soc. de biologie, 1854.
(2) Bull. Soc. anat., 1871, p. 145.
(3) Bull. Soc. anat. Juin 1873.

dans la catégorie précédente. « L'introduction des hydatides dans la vésicule du fiel à la suite de l'ulcération
de cette dernière par les parois du kyste s'est présentée
dans le service de M. Bucquoy à l'hôpital Cochin, il y a
quelques années. Chez ce malade, le lobe droit du foie
était transformé en un vaste poche, et la vésicule était
.tellement accrue qu'elle s'étendait du foie à la fosse iliaque droite. La communication entre le kyste et la vésicule atteignait la largeur d'une pièce de 5 fr. » (1).

Nous avons fait allusion déjà à un cas semblable, observé par M. Desprès (2), qui a vu la poche produite par la
distension de la vésicule biliaire envahie descendre dans
le sac d'une hernie inguinale.

MM. Davaine et Dolbeau ont vu d'autre part certains
kystes faire effort sur les vaisseaux sanguins du foie et
en particulier sur les veines hépatiques, ce qui explique
la présence de gros troncs veineux, saillants à la surface
interne du kyste et bridant sa paroi, de même, que la
présence d'une grande quantité de sang mélangée au liquide, ainsi que l'a vu Dolbeau. La présence des veines
autour de ces foyers séreux, qui deviennent souvent purulents, expose à la phlébite et à ses conséquences :
« Cependant ces accidents, dit M. Davaine, ne se produisent que lorsque le vaisseau ulcéré appartient au système
de la veine cave ; s'il appartient au système porte, il ne
doit en résulter qu'un épanchement de sang.» Quoi qu'il
en soit, on comprend la gravité de ces accidents dans un
cas comme dans l'autre.

(1) Th. de Duclaux. Op. cit.
(2) Desprès. Bull. Soc. anat., octobre 1874.

L'ouverture du kyste dans la première portion du duodénum est également un fait possible, mais on n'en
trouve pas d'observation dans les auteurs. La compression de cette partie du tube digestif, comme la compression de la veine cave, de la veine porte, se traduit clini-
quement par des symptômes qu'il nous reste à examiner
maintenant.

Nous parlerons, à propos du pronostic, d'un dernier
mode de rupture des kystes, qui se sont développés par
en bas, de la rupture dans la cavité péritonéale.

Symptômes. — Cette partie de l'histoire des kystes
hydatiques du foie est celle qui est le moins connue, et il
n'en existe pas d'histoire particulière. Nous pensons
pouvoir, à l'aide des faits assez nombreux que l'on trouve
disséminés dans les auteurs, présenter un tableau assez
complet des différents symptômes auxquels donne lieu
l'évolution du kyste vers le hile du foie ou vers la cavité
abdominale.

Ces symptômes sont différents selon que le kyste est
intact, il ne se traduit alors que par des phénomènes de
tumeur ou de compression, ou bien qu'il est perforé et
que le liquide s'est fait jour dans une des cavités avec
lesquelles le kyste est en rapport.

1° Commençons par les kystes saillants sous le bord
inférieur du foie, ceux que Dolbeau nomme kystes de la
face inférieure. Pour lui, ils sont en général facilement
appréciables par la palpation. Selon leur volume, ils
donnent lieu aux phénomènes habituels de toute tumeur
liquide de l'abdomen, pour ne parler que des signes phy-

siques ; la difficulté qu'ils présentent au lit du malade
provient de leur mobilité qui leur permet de s'enfoncer
dans la cavité, au sein de la masse intestinale. Par là, ils
échappent à la palpation encore plus que les kystes de
la face convexe saillants à la paroi abdominale antérieure. Ceux-ci sont maintenus en place comme le foie
lui-même. Les kystes de la face inférieure, s'ils sont
très-volumineux, pourront fournir cependant certains
signes physiques précieux : 1° *le flot* ou bien la fluctuation selon les cas ; 2° *le frémissement hydatique* signalé
dans quelques observations qui, joint aux signes don-
nés par la percussion, permet d'établir que la matité
du kyste se continue avec celle de la glande hépatique, pourront constituer un ensemble de preuves satis-
faisantes. Cependant on sent bien rarement le frémissement, la fluctuation est difficile à affirmer, la matité
appartient à bien des tumeurs abdominales, c'est ce qui
explique les nombreuses erreurs commises. Nous y
reviendrons à propos du diagnostic.

Quant aux kystes qui font effort contre un des canaux
voisin du hile du foie, ils se traduisent par des symptômes
particuliers à chacune des fonctions qu'ils compromet-
tent. La compression du duodénum n'est signalée nulle
part, on conçoit cependant le trouble qu'elle doit appor-
ter à la fonction digestive ; mais c'est là un symptôme
de début, et la *dyspepsie* qui en résulte doit avoir passé
inaperçue.

L'ascite due à la compression de la veine porte est
signalée dans un certain nombre d'observations ;. mais
ses causes sont si nombreuses qu'elle ne peut être donnée
comme un symptôme de kyste du foie ; celui-ci reconnu

par une ponction, par exemple, ou par la palpation après ponction du liquide de l'ascite, on pourra soupçonner que c'est sa présence qui causait les accidents d'ascite.

L'œdème des membres inférieurs, comme l'ascite, est un symptôme rarement relaté dans les auteurs, mais on peut en concevoir la possibilité, dans les cas où le kyste comprime la veine cave inférieure ; cette disposition a été relatée dans plusieurs autopsies (voy. obs. XII).

L'ictère, en revanche, est souvent relaté (voy. obs. IX), il est dû à la compression des canaux excréteurs de la bile, il apparaît également dans le cas d'irruption des hydatides dans les voies biliaires, cas beaucoup plus fréquent et qu'il nous reste à examiner.

Mais comme il fait partie d'un ensemble de symptômes assez comparable à lui-même dans les différents cas, nous l'étudierons avec ces symptômes ; ils sont peu distincts selon que le kyste a fait irruption dans telle ou telle partie des voies biliaires, comme le démontreront les observations X, XI et XII.

2° *De l'irruption des kystes hydatiques dans les voies biliaires.* — Letourneur (1), dans sa thèse très-intéressante, donne ce mode de terminaison comme une variété d'ouverture dans les voies digestives ; c'est le mécanisme indirect. Mais nous comprenons dans ce paragraphe les cas où le kyste s'ouvre dans les voies biliaires sans s'évacuer dans l'intestin pour cela, les cas où il distend la

____

(1) Letourneur. Terminaison spontanée des kystes hydatiques du foie dans le tube digestif. Th. de Paris, 1773, n° 481.

vésicule biliaire, par exemple (obs. XII). Letourneur rapporte 4 observations sur lesquelles il y a trois cas de guérison et une mort seulement. Nous reviendrons à propos du pronostic sur ces chiffres.

Pour ne plus revenir sur l'anatomie pathologique, nous répéterons que dans toutes les autopsies, celle de Letourneur également, on trouve une ou plusieurs hydatides arrêtées, soit dans le canal cholédoque, soit à l'ampoule de Vater.

Les symptômes sont très-importants, constants, mais de nature à induire en erreur; ce sont : *l'ictère par poussées successives* et *les coliques hépatiques*. Nous n'insisterons pas sur le mécanisme de ce dernier symptôme, il est bien connu.

L'observation suivante, rapportée par Chéreau, est un exposé complet de ces symptômes.

Obs. IX. — Résumée. (Union médicale, 1861, nº 76).

Il s'agit d'un malade que l'on traitait pour des calculs biliaires et tout chez cet homme devait faire songer à ce diagnostic. Il avait eu des coliques hépatiques, de l'ictère à différentes reprises, de l'hépatite de voisinage évidemment secondaire, avec frissons. Son état semblait très-grave et l'on portait un pronostic très-défavorable, lorsqu'un jour le malade rendit dans ses selles une poche hydatique « de la grosseur du poing ». La guérison ne se fit pas attendre après cette évacuation.

L'auteur de cette observation suppose que le kyste, situé dans le lobe gauche du foie, avait contracté des adhérences avec le côlon transverse et s'était ouvert dans sa cavité. Le fait est probable en raison du volume de la

poche examinée. Mais il est bien probable aussi que
d'autres vésicules avaient précédé celle-ci, et s'étaient
engagées par les canaux biliaires pour arriver au duodénum, sans être retrouvées dans les selles.

On trouve dans la clinique de Wunderlich (1), le fait
suivant plus complet encore que le précédent.

Obs. X. — Résumée.

En 1868, une jeune femme de 26 ans fut traitée pour un kyste
hydatique du foie avec ictère accompagné de symptômes fébriles
graves. Elle avait en outre une douleur persistante et très-vive
dans la région hépatique. L'ictère persista longtemps et survécut
même à la disparition des autres symptômes. Quatre années plus
tard, en 1872, la malade mourut d'une péritonite et l'on fit son
autopsie. Le kyste hydatique était guéri complètement, il n'en
restait que deux petites coques grosses chacune comme une noi-
sette, entourées d'un tissu de cicatrice. Le fait le plus saillant
était que l'on ne trouva nulle part la moindre trace d'ouverture
du parenchyme hépatique, ni d'adhérences en aucun point de
l'intestin pour expliquer comment avaient pu se vider ces kystes :
il est donc certain (à moins de croire à une résorption spontanée)
que les hydatides ont été expulsées par les voies biliaires.

En effet, un kyste hydatique dont le contenu se résorbe,
sous l'influence de l'irruption de la bile dans son contenu,
par exemple, se présente sous forme d'une masse demi-
molle plus ou moins analogue à du mastic (voy. Cornil
et Ranvier, loc. cit.)

Mais on trouverait difficilement un fait plus démonstra-

<hr>

(1) Bahrt. Archiv. d. Heilk., 4-5, 1872.

Martin.   4

tif que le suivant, recueilli par M. Rendu, dans le service
de M. le professeur Potain, à l'hôpital Necker, et publié
par lui dans les Bulletins de la Société anatomique, en
1874 (p. 482). La mort du malade a été causée par une
complication pulmonaire du kyste, et à cet égard, elle
pourrait figurer dans notre chapitre II, mais elle trouve
sa place ici en raison de l'ensemble des symptômes qui
annoncèrent, pendant la vie, l'évacuation du kyste par
les voies biliaires naturelles, et en raison des détails de
l'autopsie. C'est le cas le plus complet que l'on puisse
trouver dans les recueils, au point de vue clinique et
anatomo-pathologique; le diagnostic n'avait pu être fait
pendant la vie.

Obs. XI. — Kyste hydatique *ancien communiquant avec le duodénum* et
s'étant fait jour par le poumon. Symptômes de coliques hépatiques d'abord,
puis d'angiocholite fébrile avec accès intermittents. Vomique pulmonaire
bilieuse. Gangrène du poumon hémoptysie ultime. Autopsie. (Recueillie
par M. Rendu) (1). Résumée

H. Billard, âgé de 30 ans, ajusteur, entre le 19 février 1874
dans le service de M. Potain, à l'hôpital Necker, salle Saint-Louis,
n° 20. Ce malade a toujours eu une bonne santé jusqu'en 1868 : il
a été à ce moment en Cochinchine où il séjourna quatre mois ; il
eut un peu de dysentérie pendant cet intervalle. Il commença à
cette époque à éprouver dés accès douloureux de crampes d'estomac et des vomissements. Ces accès duraient deux ou trois jours
et revenaient à des époques irrégulières, sans cause, comme tous
les mois ou tous les deux mois environ. Rentré en France, il
continua à éprouver de pareils accès : jamais il n'est entré à l'hôpital. Depuis deux ans, ces sortes de crises étaient passées, il s'en
croyait débarrassé, lorsqu'il y a huit jours il fut repris d'un accès

(1) Bull. de la Soc. anat., 1874, p. 482.

très-violent deux ou trois heures après son repas, avec vomissements. A partir de ce moment, il n'a pas cessé d'être souffrant, et
depuis deux jours particulièrement, les paroxysmes se succèdent
sans interruption. Au moment où il arrive, il est dans un état qui
rappelle les coliques hépatiques ou les coliques de plomb arrivées
à leur summum d'intensité. Il est en proie à une dyspnée très-vive
45 à 50 respirations par minute : au moment où la douleur atteint
son paroxysme, il se tord dans son lit, avec des mouvements de
jactitation. L'accès commence en général par une sensation de
boulimie et de flatulence, il a des borborygmes et des renvois,
puis les crampes surviennent. La douleur a son maximum à l'épigastre et est continue avec intervalles lancinants ; elle s'irradie
vers l'hypochondre droit et gauche et même vers la paroi thoracique, enfin il existe en arrière, à la base de la poitrine, un point
douloureux rachidien qui est excessivement sensible à la percussion. Cette douleur d'ailleurs n'est pas seulement profonde, elle
s'accompagne d'une hyperesthésie notable de la peau sur une
étendue assez considérable.

Au moment même où les aliments pénètrent dans l'estomac, ils
ne provoquent aucune douleur et amènent même une sédation des
phénomènes nerveux ; mais quelques instants après, le malade
commence à ressentir une pesanteur gastrique, puis des éructa-
tions, et enfin surviennent des vomissements bilieux.

Sans qu'il y ait de fièvre (80 pulsations) la peau paraît chaude,
le malade se plaint de céphalalgie et d'insomnie, 38°. Localement,
l'exploration du ventre est presque impossible à cause de la douleur que l'on provoque ; mais il semble que le foie est petit,
comme rétracté, ne débordant pas les côtes. Pas la moindre teinte
ictérique. Les urines sont rares et rouges.

Cette première partie de l'observation, qui est l'examen du malade à son entrée à l'hôpital, est suivie des
réflexions suivantes qui montrent combien l'ensemble
des symptômes éloignait du véritable diagnostic.

En somme ce malade paraît avoir des accès francs de gastralgie :

on doit rejeter l'intoxication saturnine. en l'absence de symptômes nets. Il a peut-être une gastrite due à d'anciens accès alcooliques. Il est à noter que sa mère est morte d'un cancer de l'estomac. Le diagnostic est donc gastralgie d'origine alcoolique ou saturnine.

Le 15 mars, le malade fut pris d'un ictère intense dans le cours d'un de ses accès douloureux. Il y avait évidemment de l'angiocholite. T. 40°3.

Le 24 mars il fut pris d'une dyspnée considérable, bien que rien dans la poitrine ne pût faire admettre une complication thoracique. Il y avait quelques douleurs dans les grandes inspirations, mais il n'y avait aucun symptôme de pleurésie diaphragmatique.

Le 30 mars le malade se plaint d'un point de côté, on constate l'existence d'une pleurésie sèche avec frottements rudes à droite, sur une assez grande étendue. Le malade déclinait déjà visiblement.

Le 5 avril, expectoration visqueuse très-abondante, attribuée à de l'hypersécrétion bronchique : les crachats ne sont pas purulents et l'accident n'a pas franchement les caractères d'une vomique.

Le 6 avril, vomissements, teint jaune. On entend à la base de la poitrine un son tympanique limité en un point circonscrit. L'auscultation a de nouveau fait entendre un souffle profond, caverneux, avec résonnance amphorique lointaine, très-manifeste quand le malade tousse. Les crachats ont un aspect caractéristique, ils sont spumeux, mélangés de matières purulentes et ont l'odeur de vieux platras. *On admet alors qu'il y a eu, à la suite d'une périhépatite, une pleurésie purulente circonscrite qui s'est évacuée par les bronches.* Depuis sa vomique, le malade ne sent d'ailleurs notablement soulagé.

Les jours suivants, l'expectoration continua et les crachats prirent une odeur fétide rappelant celle de la gangrène pulmonaire.

Le 8 avril les crachats devinrent tout à fait bilieux, très-abondants, et les vomissements cessèrent. On entendait très-manifestement en un point circonscrit situé sur le prolongement de la ligne axillaire, et correspondant aux trois derniers espaces intercostaux, un son caverneux avec tintement presque métallique et retentissement amphorique de la toux.

Dans es jours suivants, les crachats représentèrent, à l'analyse chimique, de la oile pure, très-fétide. Le 11 avril le malade fut pris d'une hémoptysie foudroyante et succomba.

Autopsie. — En ouvrant la cavité thoracique et l'abdomen, on ne constate à première vue aucun déplacement d'origine. Le foie, volumineux et renversé en avant, déborde l'estomac. Les deux poumons occupent leur position normale, le péricarde contient un peu de liquide. Tous les organes étant enlevés avec précaution, y compris l'estomac, le duodénum et le pancréas, sont examinés par leur face postérieure. Il est alors possible de constater des désordres considérables et à première vue le poumon droit, dans son lobe inférieur, est mollasse, verdâtre, probablement gangréné.

Le foie présente une forme singulière. Son lobe droit est très-atrophié, son lobe gauche au contraire est considérablement augmenté de volume. Immédiatement au-dessus de la vésicule biliaire, à la partie postérieure du lobe droit, je vois une poche ramollie, fluctuante, qui paraît être un abcès.

Cette poche n'était autre que la paroi d'un kyste hydatique, comme va le montrer la suite de cette autopsie.

Afin de voir plus exactement les rapports de cette poche, le canal cholédoque est disséqué en remontant à partir de l'ampoule de Vater. On voit alors qu'il est très-dilaté et fortement épaissi ; sa muqueuse est rouge, injectée, rugueuse et comme réticulée. En introduisant un stylet dans le canal, on tombe dans une poche du volume d'une petite orange, située au bord postérieur du foie, immédiatement contiguë au diaphragme par sa partie supérieure. Cette poche a une paroi épaisse d'environ un demi-centimètre, qui est lisse, indurée, colorée en jaune par la bile. Elle est assez vasculaire. La cavité est en partie remplie par du pus mêlé de

bile, et au milieu de ces détritus se voit une coque d'un jaune
d'ocre foncé, cassante, en partie brisée et recroquevillée sur elle-
même, qui est bien manifestement le reste d'une ancienne poche
hydatique. Les parois de l'hydatide sont infiltrées de matière
colorante biliaire.

A la partie supérieure et postérieure de cette cavité hydatique
se remarque un pertuis de la largeur d'une plume d'oie, irrégulier,
par lequel on pénètre dans le lobe inférieur du poumon droit.
Celui-ci présente des altérations considérables.

En sectionnant le lobe inférieur du poumon le long du bord
axillaire, on tombe sur une masse infiltrée, homogène, de consistance gélatineuse, d'une coloration variant depuis le rouge sombre
et le noir jusqu'au jaune orangé, disposée en bandes irrégulières,
se pénétrant les unes les autres. Cette masse est constituée par
la trame pulmonaire hépatisée et colorée fortement en jaune par
la bile qui l'imprègne. Sur ce fond se détachent des caillots sanguins plus ou moins volumineux, de date récente, infiltrant les
points ou le parenchyme pulmonaire était moins résistant. Vers la
partie postérieure du lobe se voit une excavation gangréneuse,
très-anfractueuse, contenant des débris de poumon et tapissée par
des filaments d'un noir verdâtre, vestige de la charpente du tissu.
Cette caverne paraît communiquer par un orifice fistuleux, très-
petit, tortueux, avec l'ouverture de la poche hydatique, ce qui
explique comment du vivant du malade, il ne passait plus de
bile par l'arbre respiratoire. Sans que l'on ait pu constater directement l'ulcération du vaisseau, source de l'hémorrhagie ultime,
il n'est pas douteux que ce soit en ce point que se soit faite la
lésion vasculaire, car nulle part les caillots sanguins ne sont plus
nombreux. Du reste cette hémoptysie a été considérable, car des
caillots volumineux remplissent complètement la trachée et les
bronches.

L'absence de sang dans la cavité hydatique, autorise à
affirmer que l'hémorrhagie ne provenait pas de la veine
porte, bien que l'état de ce vaisssau n'ait pas été noté
dans la relation si complète de l'autopsie.

Le tissu du foie est manifestement altéré, c'est un foie muscade d'alcoolique, avec dégénérescence déjà avancée et dilatation considérable des vaisseaux hépatiques, surtout des veines sus-hépatiques.

La rate est petite, un peu molle, mais saine.

L'estomac est sain : il renferme des matières mélaniques, dues à la régurgitation d'une partie du sang lors de l'hémoptysie finale.

En résumé, conclut M. Rendu, kyste hydatique communiquant avec le canal cholédoque et pouvant être considéré comme guéri. Sous l'influence d'une cause occasionnelle quelconque, probablement d'excès alcooliques, il s'est produit une hépatite de voisinage ayant amené l'ulcèration de la poche hydatique, la destruction du diaphragme, puis l'infiltration pneumonique et biliaire du poumon droit, aboutissant à la gangrène pulmonaire et à l'ulcération d'une artère pulmonaire, lors de la séparation des eschares.

Cette observation, si riche de faits, eût pu être placée dans notre chapitre consacré à l'évolution des kystes hydatiques vers le poumon ; à ce point de vue, elle présente déjà un grand intérêt ; mais, elle nous a semblé plus utile encore à citer comme exemple des désordres digestifs produits par le développement d'une poche hydatique comprimant le duodénum et le canal cholédoque, C'est, en outre, un exemple de guérison spontanée de la maladie par évacuation du kyste dans la cavité intestinale.

Comme le fait remarquer M. Rendu, le kyste était déjà guéri et ne restait plus qu'à l'état de membrane étrangère au moment ou s'est développée l'hépatite ; ce n'est pas un kyste hydatique, mais un abcès hépatique qui s'est ouvert par les bronches.

Pronostic. — Si l'on admet la guérison du kyste en lui-même dans cette observation, et si on la rapproche des deux précédentes (IX et X), ainsi que des trois cas de guérison rapportés par Letourneur (1 mort sur 4 cas), en tenant compte des faits où faute d'autopsie, la vérité échappe, on peut penser que l'irruption d'hydatides dans les voies biliaires naturelles, est un accident très-douloureux, mais dont la terminaison n'est pas fatalement mortelle. Les accidents ne sont pas moins graves lorsque c'est indirectement, dans la vésicule biliaire, que se fait l'irruption du liquide ; nous rapporterons à ce sujet le fait suivant,

Obs. XII. — Kyste hydatique du foie communiquant avec la vésicule biliaire considérablement distendue. (Recueillie par M. Bouilly, interne des hôpitaux) (1). — Résumée.

Vomissements tenaces cinq ans auparavant. Depuis deux ans tumeur hépatique appréciable : En cinq semaines il se développe une tuméfaction considérable de l'abdomen, accompagnée de vomissements. L'état général devint rapidement mauvais, les veines superficielles de l'abdomen offrirent une circulation collatérale, il y eut de l'œdème des membres inférieurs avec symptômes d'ascite. On reconnut en outre une poche qui paraissait indépendante et l'on y fit plusieurs ponctions successives dont la première retira 6 litres. Ce liquide contenait de la bile. La mort fut rapide. A l'autopsie on trouva une poche appendue au foie contenant encore 9 litres de liquide bilieux plein de vésicules hydatiques : le foie par son lobe droit très-encavé formait une partie de la poche supé-

(1) Bull. Soc. anat., 1872, p. 432.

rieure communiquant avec la première par une communication large. Cette première poche est évidemment la vésicule biliaire très-distendue.

La mort ne peut être expliquée par cette dilatation de la vésicule biliaire et par la présence d'une tumeur abdominale ; mais il y avait dans ce cas, abolition de la sécrétion biliaire, puisqu'il n'y avait pas d'ictère, compression de la veine-porte (circulation collatérale de l'abdomen, ascite) et compression de la veine-cave inférieure (œdème des membres inférieurs). Nous rapprocherons de ce fait le suivant qui montre qu'un kyste hydatique peut séjourner dans le péritoine, sans provoquer de suite une péritonite mortelle.

Obs. XIII (1). — Kyste hydatique du foie ayant déterminé de la péritonite. Résumée.

M. Olivier a observé un kyste de la face inférieure du foie qui s'était développé dans la cavité abdominale jusqu'au cul-de-sac vésico-rectal, la communication avec le foie était un pédicule analogue pour le calibre à l'intestin grêle. Cette migration était évidemment déjà ancienne, le kyste dans le foie avait ses parois dures et recroquevillées.

Lorsque le kyste se rompt dans le péritoine, il en résulte une péritonite ordinairement mortelle, comme nous l'avons plus haut. Duclaux (2) cite cependant deux cas de guérison. La mort est inévitable quand le kyste

(1) Bull. Soc. anat., 1861, p. 280.
(2) Duclaux. Op. cit.

s'ouvre à la fois dans le péritoine et les canaux biliaires, comme dans le cas observé par M. Charcot (1).

3° *Irruption du kyste dans les voies digestives.* — Letourneur (2) en rapporte 32 cas. Dans la plupart l'ouverture s'est faite au moment d'une garde-robe. Elle s'accompagne d'une douleur subite et violente, et est suivie presque immédiatement d'envies de vomir ou de besoin de défécation. En même temps la tumeur abdominale s'affaisse. La rupture peut se faire dans l'estomac, l'intestin grêle, ou le gros intestin (v. obs. IX).

La rupture dans l'estomac provoque ordinairement le vomissement, mais celui-ci n'est pas constant, le liquide peut s'écouler dans l'intestin grêle. En revanche, il se peut que la rupture dans le duodénum soit suivie d'un reflux dans l'estomac et de vomissements. Cet accident ne serait pas très-grave, à ne consulter que les chiffres ; sur 32 cas, 7 fois le liquide s'est écoulé par les vomissements et les selles, 24 fois par les selles seulement, il y a eu 27 guérisons.

La mort survient lorsque la communication est large et que le kyste suppure. La bénignité relative de ce pronostic est à remarquer.

Diagnostic des kystes de la face inférieure du foie. — Lorsque la tumeur est mal circonscrite, peu en rapport avec la paroi abdominale, le plus souvent il est impossible de rien affirmer avant la ponction exploratrice ; mais

(1) Charcot. Bull. Soc. biologie, 1855, p. 99,
(2) Letourneur. Op. cit.

le diagnostic est fait dès que l'on a songé à recourir à ce moyen. Frérichs (1) raconte un cas dans lequel une erreur faillit être commise, on hésitait entre un cancer du péritoine et un kyste.

L'abcès du foie, sauf l'étiologie, est difficile à distinguer.

Les tumeurs du foie sont toutes solides, quelques-unes communiquent à l'organe une surface bosselée qui doit éloigner de l'esprit l'idée d'un kyste. La circonscription minutieuse de la matité doit faire reconnaître la forme de l'organe, conservée au moins à peu près dans toutes ces tumeurs. L'hydropisie de la vésicule biliaire, quand elle est considérable, est plus difficile à reconnaître ; elle survient dans le cas de calculs biliaires qui se sont révélés ordinairement par des accès de coliques hépatiques ; mais nous avons vu que l'irruption des hydatides dans les voies biliaires pouvait donner lieu aux mêmes symptômes. La ponction pourrait même laisser subsister le doute, puisque dans le cas d'obturation de la vésicule ses glandes propres sécrètent un liquide clair et filant ; la coloration par la bile peut se rencontrer dans un kyste hydatique. On aura pour se décider l'examen microscopique du liquide qui pourra contenir des crochets. En leur absence on restera forcément dans le doute.

Nous ne ferons que signaler l'ascite qui ne peut tromper que si elle est enkystée, ce qui est exceptionnelle. Elle peut accompagner un kyste et le masquer. Après la ponction abdominale, on pourra reconnaître une tumeur fluctuante et reconnaître le kyste.

______

(1) Frérichs. Loc. cit., t. II. p. 63.

Les affections rénales, surtout lorsqu'il s'agit du rein droit, peuvent faire hésiter beaucoup. Le rein flottant par sa forme et sa mobilité même, sera facilement écarté Mais l'hydronéphrose peut présenter tous les caractères d'un kyste hydatique, moins le frémissement, dont l'absence ne permet pas de rejeter l'idée d'un kyste. Il faut rechercher avec soin s'il n'existe pas une saillie dans la région lombaire, et tenir grand compte des antécédents du malade. On n'hésitera pas longtemps entre un kyste et une hydronéphrose si l'on pratique la ponction. On sait cependant que l'urine retenue longtemps dans une poche anormale peut perdre la plupart de ses caractères et se présenter sous l'aspect d'un liquide clair (Rayer).

Dans ce cas d'ailleurs, et dans beaucoup d'autres, le diagnostic n'a d'importance que parce qu'il permet de faire un pronostic plus rigoureux. Le traitement diffère peu.

Traitement. — Le seul traitement possible dans cette variété de l'évolution des kystes hydatiques du foie est la ponction aspiratrice qui n'est pas elle-même sans danger. Mais il est un accident fréquent de cette forme qu'il faut prévoir et traiter à temps, c'est la péritonite de voisinage. Cette complication réclame le repos absolu, l'immobilité, ou, paralyser par l'opium le tube digestif afin de favoriser le développement d'adhérences ; et si la péritonite menaçait de se généraliser, on aurait recours aux grands vésicatoires, selon la méthode de Velpeau. C'est, en somme, la conduite que l'on doit tenir en présence de toute tumeur abdominale, quelle qu'en soit la nature.

TABLE DES MATIÈRES